ACTION HÉMOSTATIQUE

DU

SÉRUM GÉLATINÉ

En Injections hypodermiques

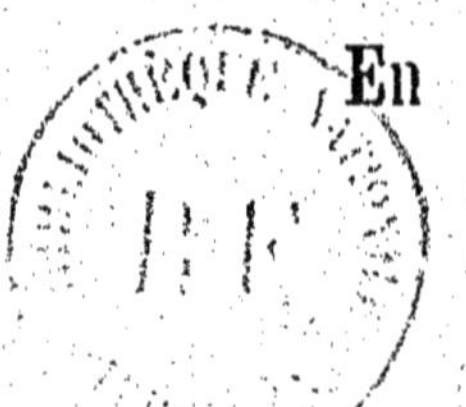

PAR

Le Dr J. CÉRAC

DE LA FACULTÉ DE MÉDECINE DE PARIS
EX-INTERNE DES HOPITAUX
LAURÉAT DE L'ÉCOLE DE MÉDECINE DE REIMS
EX-PRÉPARATEUR D'HISTOLOGIE ET DE BACTÉRIOLOGIE
A LA MÊME ÉCOLE

PARIS
LIBRAIRIE DES FACULTÉS
A. MICHALON
26, Rue Monsieur-le-Prince, 26

1902

ACTION HÉMOSTATIQUE

DU

SÉRUM GÉLATINÉ

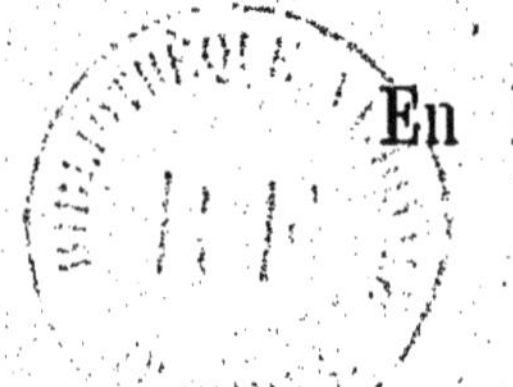

En Injections hypodermiques

PAR

Le Dr J. CÉRAC

DE LA FACULTÉ DE MÉDECINE DE PARIS
EX-INTERNE DES HOPITAUX
LAURÉAT DE L'ÉCOLE DE MÉDECINE DE REIMS
EX-PRÉPARATEUR D'HISTOLOGIE ET DE BACTÉRIOLOGIE
A LA MÊME ÉCOLE

PARIS
LIBRAIRIE DES FACULTES
A. MICHALON
26, Rue Monsieur-le-Prince, 26

1902

A MES TRÈS CHERS ET TRÈS VAILLANTS

PARENTS

A MA FAMILLE

A MES AMIS

A MON PRÉSIDENT DE THÈSE

MONSIEUR LE PROFESSEUR BRISSAUD

Médecin des hôpitaux,
Chevalier de la Légion d'honneur.

Arrivé au terme de nos études, nous sommes heureux de remercier ceux à qui nous sommes redevables des connaissances médicales que nous possédons.

Nous adressons à notre très regretté et très vénéré maître, M. le professeur A. Decès, l'hommage de notre vive reconnaissance, pour l'intérêt affectueux qu'il ne manqua jamais de nous témoigner, avant et pendant notre séjour à l'École de médecine de Reims. Nous garderons toujours un souvenir ému des leçons d'aménité, de droiture et de probité professionnelle qu'il nous donnait sans cesse, tandis qu'il guidait nos premiers pas dans la science chirurgicale.

Nous adressons à sa mémoire ainsi qu'à celle de M. le professeur Panis un dernier adieu.

M. le professeur Colleville a droit à toute notre reconnaissance pour sa sollicitude à notre égard : grâce à ses savantes leçons et à ses conseils éclairés, nous avons appris à assurer notre diagnostic par un examen méthodique et approfondi du malade.

Remercions aussi M. le professeur Harman, de la

façon pratique et prudente avec laquelle il nous a appris à opérer : nous mettant en garde contre la chirurgie de hasard, et plaçant toujours l'intérêt de celui qui souffre au-dessus des considérations scientifiques.

Nous garderons longtemps encore le souvenir de la bienveillance et des excellentes leçons de nos autres maîtres dans les hôpitaux et à l'Ecole de Médecine de Reims ; MM. les professeurs H. Henrot, directeur, Langlet, Pozzi, Hache, De Bovis, Gueilliot et Hoël.

C'est dans le service de M. le professeur agrégé Maygrier que nous avons appris l'art des accouchements ; nous lui adressons, avec nos remerciements, l'expression de notre grande sympathie.

Nous avons suivi pendant un temps malheureusement trop court, les magistrales leçons de M. le professeur Raymond : nous avons ainsi continué et complété l'étude des maladies nerveuses, étude à laquelle nous avions pris goût pendant notre séjour dans le service de M. le professeur Colleville ; qu'il nous permette de l'en remercier.

M. le professeur Brissaud a bien voulu nous faire l'honneur d'accepter la présidence de notre thèse ; nous lui adressons l'hommage de notre profonde et respectueuse gratitude.

HISTORIQUE

L'action hémostatique de lagélatine fut signalée pour la première fois en 1896 par MM. Dastre et Floresco.

Au cours de recherches sur l'action de la gélatine introduite dans les vaisseaux, ils constatèrent que cette substance produit la coagulation presque immédiate du sang.

Ils procédaient de la façon suivante : dans la veine tibiale d'un chien, ils introduisaient une solution à 8 °/₀₀ de chlorure de sodium contenant 5 °/₀₀ de gélatine. L'injection variait de 80 à 400 cm³ pour un chien de 15 kilogrammes et durait quelques minutes : 5 minutes en moyenne.

Puis par des saignées pratiquées sur l'artère crurale ils recueillaient des échantillons de sang et les comparaient avec d'autres échantillons recueillis avant l'injection.

Ils constatèrent ainsi la rapide coagulation du sang sous l'influence de la gélatine.

« La coagulation est très accélérée : elle se produit « dans quelques cas presque instantanément, dans

« d'autres, en quelques secondes, enfin dans les cas les « plus défavorables en une ou deux minutes mais toujours en moins de temps qu'en l'absence de géla« tine.... »

Il s'agissait bien là d'une véritable coagulation et non pas, comme certains le prétendaient, d'une gélification (prise en gelée du sang gélatiné), phénomène tout à fait différent de la coagulation. (1)

Dastre et Floresco exposaient le résultat de leurs recherches à la Société de biologie le 29 février 1896.

Le 28 mars de la même année ils complétaient leur communication et ils insistaient surtout sur les deux faits suivants :

« La gélatine se montre un agent coagulant non seule« ment *in vivo*, mais encore *in vitro*.

« Dans les phénomènes de la coagulation du sang « gélatiné, la gélatine mêlée au sang se réfugie dans le « sérum ; elle est exclue du caillot : fibrine et glo« bules. » (2)

Ils publiaient d'autre part le détail de leurs travaux dans les *Archives de physiologie* au mois d'avril 1896.

Ces expériences de laboratoire ne tardèrent pas à entrer dans le domaine clinique.

La même année au mois de juillet, M. Paul Carnot

(1) La gélification exigerait, en effet, le refroidissement pour que le sang se prenne en gelée. Au contraire, la prise en masse s'obtenait dans ces conditions à une température de 37 à 38°. C'est donc une véritable coagulation.

(2) Elle transsude avec le sérum et passe dans l'urine qui ne tarde pas à se prendre en gelée par refroidissement.

rapporte à la Société de biologie les excellents résultats obtenus par l'emploi de la gélatine dans le traitement des hémorrhagies.

« Il avait ainsi arrêté des épistaxis rebelles chez des « hémophiles, des métrorrhagies symptomatiques de « fibromes utérins et un cas particulièrement difficile « d'hémorrhagie dans une plaie de la main, etc... »

Il employait surtout la gélatine comme hémostatique local. Il l'essaya bien également en injections sous-cutanées comme hémostatique général, mais il se montrait encore prudent dans l'application de cette méthode nouvelle, il employait une solution dont le titre varie de 5 à 10 pour 100 de gélatine dans du sérum physiologique à 10 pour 1000 ou dans un liquide antiseptique. Il recommandait de n'utiliser cette solution qu'après l'avoir chauffée au bain-marie à 35° environ.

Ainsi employée, la gélatine aurait une action hémostatique supérieure à celle des autres hémostatiques : perchlorure de fer, chlorure de calcium, etc...

L'importante découverte de Dastre et Floresco devait encore trouver des applications nouvelles en pathologie.

L'année suivante, Lancereaux et Paulesco appliquant cette méthode au traitement des anévrysmes, obtinrent ainsi la guérison d'un anévrysme de la crosse de l'aorte par la formation d'un caillot :

« Injections sous-cutanées répétées d'une solution de « gélatine à 2 pour 100 : chaque injection de 100 à « 200 centimètres cubes ; faites à la température de 37°. »

Ils exposaient ces résultats, au mois de juin 1897, à

l'Académie de médecine, et concluaient en disant : « Nous n'hésitons pas à recommander dès maintenant « la méthode de traitement qui nous a réussi, d'autant « plus qu'elle est inoffensive, et la seule applicable aux « anévrysmes internes et profonds qui échappent aux « procédés chirurgicaux. »

Le 13 septembre de la même année, P. Carnot publiait dans la *Presse médicale* de nouvelles recherches sur l'hémostase par la gélatine.

Reprenant les études de Dastre et de Floresco, il faisait remarquer que non seulement la gélatine est inoffensive pour l'économie, mais encore se comporte en présence de cellules épithéliales comme un agent nutritif des plus importants ; elle permet au caillot de s'organiser rapidement et favorise le processus de la cicatrisation.

Ces conclusions s'appliquent surtout à la gélatine employée comme hémostatique local. Mais P. Carnot se montrait plus prudent dans l'emploi de cette substance comme hémostatique général : il rejetait avec raison la voie veineuse, comme pouvant déterminer des coagulations en masse, et préférait la voie sous-cutanée mais cette dernière méthode lui paraissait encore dangereuse.

En somme l'emploi de la gélatine lui paraissait surtout indiqué comme hémostatique externe et local.

L'emploi de la gélatine reçut rapidement de nombreuses applications, mais comme toutes les méthodes nouvelles à leur début, appliquée sans discernement elle ne tarda pas à amener des accidents (suppurations, gangrènes, etc.).

C'est alors que pour régler cette méthode, P. Carnot en donne les indications et les contre-indications dans un article qu'il publie dans la *Presse médicale* du 16 novembre 1898.

Il insiste tout particulièrement sur ce fait, qu'excellent milieu de culture pour les cellules, la gélatine l'est également pour les micro-organismes. Il faut donc éviter de l'employer dans les plaies septiques.

De plus il rejette encore la gélatine comme hémostatique général : « Nous pensons que l'emploi de la géla-
« tine, introduite plus ou moins brusquement dans le
« torrent circulatoire, doit être réglé par un contrôle
« fréquent des vitesses de coagulation, qu'il est surtout
« et avant tout applicable aux cas où le sang est hypo-
« coagulable, et qu'on doit au moins connaître et mesu-
« rer les dangers auxquels on s'expose. L'emploi de la
« gélatine à distance et en injections sous-cutanées est
« encore une méthode dangereuse et mal réglée. Le
« traitement par ingestion ou injection de chlorure de
« calcium, qui procure les mêmes avantages, est plus
« simple, mieux connu et expose à moins de dangers. »

La même année Lancereaux en collaboration avec Paulesco, continuant ses études sur le traitement des anévrysmes par la gélatine en injections sous-cutanées, expose ses résultats à l'Académie de médecine, dans les séances du 11 octobre, du 8 novembre et du 23 novembre.

Pour ces auteurs les injections de gélatine ne donnent aucun résultat appréciable dans les cas de dilatation fusiforme répartie sur toute la circonférence du vaisseau.

Mais les résultats sont des plus satisfaisants lorsqu'il s'agit d'anévrysmes sacciformes. Malgré les observations de MM. Boinet et Barth, où l'application de cette méthode avait amené un dénouement fatal, malgré les objections de MM. Camus et Gley, de MM. Laborde et Hayem, Lancereaux se basant sur ses expériences et ses observations affirme que « dialysable ou non, qu'il « y ait ou non des particules en suspension, peu im-« porte, la gélatine introduite dans le tissu cellulaire « ou dans une cavité séreuse, est absorbée, n'ayant à « traverser aucune membrane pour arriver jusqu'à la « lymphe. »

Depuis lors les observations se multiplient ; les injections sous-cutanées de gélatine commencent à entrer dans la pratique courante du traitement des hémorrhagies.

Huchard et Déguy expérimentent cette méthode et en exposent les excellents résultats.

Costinesco, de Buckarest, publie sept observations de purpura hémorrhagique guéries par les injections de sérum gélatiné.

Arcangeli, de Rome, enraye ainsi complètement des hémorrhagies gingivales et nasales dans deux cas de purpura.

Siredey et Dalché essayent la gélatine comme hémostatique local.

Noguès l'emploie dans des hémorrhagies vésicales d'origine néoplasique en injection directe dans la vessie à l'aide d'une sonde.

Davezac de Bordeaux a recours avec succès à cette

méthode pour arrêter les hémoptysies chez les tuberculeux.

Il fait des injections sous-cutanées de sérum gélatiné à 2 0/0. à la partie antéro-externe et supérieure de la cuisse sur deux malades, et arrête complètement les hémoptysies.

Unverricht publie un cas de mort, survenue pendant une injection sous-cutanée de gélatine et due probablement à une embolie. Mais ce cas n'a jamais été élucidé, et Stadelmann raconta à cette occasion qu'un de ses malades auquel on devait faire une injection de gélatine, mourut deux jours plus tard : si l'injection avait été pratiquée, on n'eût pas manqué d'attribuer la mort à la gélatine.

Fraenkel, Stadelmann, Klemperer. Burghart exposent le 1er mai 1899 à la Société de médecine interne de Berlin, les résultats qu'ils ont obtenus par les injections sous-cutanées de sérum gélatiné.

Les résultats ainsi obtenus, assez satisfaisants dans le traitement des anévrysmes de l'aorte, sont *excellents* dans le traitement des hémoptysies et des hémorrhagies intestinales.

Mais Fraenkel expose un cas malheureux : « J'ai pratiqué également, dit-il, des injections de gélatine, sans « succès, il est vrai, chez un jeune homme de 25 ans, « qui était atteint d'une bronchite fétide compliquée « d'hémoptysies abondantes et répétées. Ce malade ayant « succombé, l'autopsie nous a montré que les hémoptysies étaient dues à la rupture d'un anévrysme développé dans la paroi d'une caverne bronchique. »

Boy-Tessier dans une épidémie de variole à Marseille, essaya ce traitement dans les varioles hémorrhagiques. Jusqu'à ce moment il n'avait eu que des insuccès : 8 cas, 8 décès.

Voici les résultats qu'il obtient par cette méthode :

« Dans une première série de faits, A, (du 8 novembre « au 19 novembre 1899), nous avons eu 7 varioles hémor- « rhagiques, dont deux cas à évolution foudroyante, et « 5 cas de variole hémorrhagique plus lente : nous avons « injecté chaque jour et à chaque malade, dans le flanc, « en une seule fois deux cents grammes de sérum géla- « tiné à 2 0/0. Comme résultat nous avons eu six décès, « et une guérison (femme enceinte de 7 mois et mena- « çant d'avorter).

« Dans une deuxième série de faits, B, (du 19 no- « vembre au 8 décembre 1899), nous avons eu 13 varioles « hémorrhagiques, dont 3 cas foudroyants, et 10 cas « hémorrhagiques simples. Nous avons injecté chaque « jour, à chaque malade dans le flanc, en deux fois, deux « cents grammes de sérum artificiel gélatiné à 2 0/0. « Comme résultat nous avons eu : Pour les 8 cas fou- « droyants, 3 décès.

« Pour les 10 autres cas, 2 décès, 6 guérisons, et deux « autres en train de guérir sauf complications. »

(Ces observations sont consignées dans la thèse de son élève le docteur Porcheron.)

Karchery pensant diminuer ainsi les hémorrhagies pendant les opérations, essaye dans ce but les injections prophylactiques de gélatine. Il publie ses résultats dans le « Klinick therapeutische Wochenschrift ».

Il injecte sous la peau 200 cm³ d'une solution de gélatine à 2 pour 100. Pendant l'opération les petits vaisseaux ne donnent pas de sang, mais les artères et les veines saignent comme d'habitude : des caillots se forment rapidement à la surface de la plaie. Mais ces résultats obtenus sur le moment n'étaient pas durables et dans plusieurs cas, on eut à constater des hémorrhagies secondaires. Karchery conclut qu'en présence de ces résultats, il fallait absolument rejeter l'emploi de ces injections prophylactiques avant les opérations.

Au cours de ces expériences, il examina les urines et constata que l'élimination de la gélatine durait environ 3 jours.

Bertino expérimente la gélatine comme hémostatique. en obstétrique et en gynécologie : il emploie la gélatine dissoute dans une solution physiologique de chlorure de sodium ou dans une solution de chlorure de calcium à 1 %₀, le titre de la solution de gélatine variait de 2 à 10 % sans addition de liquide antiseptique.

Bertino employa aussi et surtout la gélatine comme hémostatique local : il ne l'employa qu'une seule fois en injections sous-cutanées à titre préventif, avant de faire une périnéorraphie : il constata que l'hémorrhagie était moins abondante que d'habitude.

Frænkel, Litten reprennent en 1900 la discussion sur le traitement des anévrysmes par les injections sous-cutanées de gélatine

Pour Litten cette méthode ne donnerait que des résultats négatifs.

Freudweiler, assistant du docteur Eichhorst, obtient

par cette méthode des résultats déplorables sur deux malades, un homme et une femme, atteints l'un de néphrite parenchymateuse chronique hémorrhagique, l'autre de néphrite aiguë hémorrhagique post-puerpérale : « apparition d'une hématurie et d'une hémoglo-« binurie intense, augmentation considérable du taux « de l'albumine, aggravation de l'état général. »

Freudweiler rejette donc les injections sous-cutanées de gélatine chez les sujets porteurs de lésions rénales. Dobrokhotov expose au mois de juin dans la *Khirurghia* ses recherches expérimentales sur l'emploi de la gélatine, en particulier dans le traitement des anévrysmes de l'aorte et des hémorrhagies. Par un procédé spécial il étudie l'élimination de la gélatine par les urines, chez le chien, et constate que la gélatine passe dans les urines 70 minutes après l'injection intra-veineuse sans aucune altération et sans causer de lésions dans le filtre rénal. Réfutant les objections de Bauermeister et de Spiro, il démontre l'innocuité de la gélatine sur la respiration, la pression sanguine et le myocarde. Mais ses conclusions sont absolument différentes de celles de Dastre et Floresco et de Carnot : loin d'accélérer la coagulation du sang, la gélatine la ralentit et ce ralentissement atteint son maximum au bout de trois heures, pour cesser complètement au bout de 24 heures après l'injection.

Capitan passe en revue dans la *Médecine moderne*, les applications de la gélatine, et en proclame les bons résultats.

(1) « Khirurghia » Juin 1900, p. 521.

Pensuti de Rome se sert d'une solution à 30 0/0. additionnée de quelques centigrammes d'acide phénique par centimètre cube.

Il fait des injections de 3 cm^3 dans l'épaisseur des muscles fessiers, et il les renouvelle deux ou trois fois par jour : cette médication donne d'excellents résultats dans le traitement de certaines affections fébriles, avec hémorrhagies multiples de la peau, des gencives, du tube digestif, des voies respiratoires, et des reins, ainsi que dans la dysenterie chronique.

Les injections sous-cutanées de sérum gélatiné donnent également d'excellents résultats à R. Bernard, dans le traitement des pleurésies hémorrhagiques : non seulement elles transformeraient le liquide hémorrhagique en liquide séro-fibrineux, mais encore elles modéreraient la transsudation pleurale elle-même.

M. le docteur Demange a obtenu des résultats très encourageants, dans le service de M. le professeur Spillmann, en pratiquant des injections de sérum gélatiné à 5 0/0 chez trois malades atteints de bronchectasie avec hémorrhagies profuses.

Il faisait tous les deux jours une injection de 50 cm^3.

Enfin, Grunow expérimente les injections sous-cutanées de gélatine dans 27 cas d'hémorrhagies pulmonaires, stomacales, intestinales, rénales et vésicales, et arrive à des conclusions entièrement favorables en l'honneur de cette nouvelle méthode (1901).

1° Dans la majorité des cas, les injections sous-cutanées de gélatine se montrent efficaces contre les hémorrhagies internes ;

2° Les inconvénients inhérents à cette méthode ne contre-indiquent pas son emploi ; (1)

3° L'action de ces injections, basée sur l'augmentation de la coagulabilité du sang, ne se manifeste que quand les injections ont été répétées un certain nombre de fois;

4° L'action des injections de gélatine est rendue plus efficace par l'emploi concomitant d'autres hémostatiques. (2)

(1) Ces inconvénients observés par Grunow après certaines injections étaient :

a la douleur au lieu de l'injection
b la fièvre
c quelquefois une éruption analogue à l'urticaire
d une fois un gonflement circonscrit intra-musculaire.

(2) Voici d'ailleurs la nomenclature des cas sur lesquels Grunow a expérimenté :

hémorrhagies pulmonaires 7 { tuberculose 6, gangrène 1 }
hémorrhagies intestinales 8 { typhus abdominal 6, autres causes 2 }
(1 cas de maladie de Werlhof, 1 cas de leucémie aiguë avec hémorrhagies cutanées et nasales).
hémorrhagies stomacales 7 { ulcère 5, cancer 1, hémophilie 1 }
hémorrhagies rénales 2, vésicales 2.
hémorrhagie à la suite de la rupture d'un sac anévrysmal 1.

INDICATIONS ET CONTRE-INDICATIONS

Par l'exposé historique qui précède, nous avons vu que la gélatine a reçu des applications nombreuses, en tant qu'hémostatique local (épistaxis, plaies des membres, métrorrhagies, etc...) : elle s'est toujours montrée dans ces cas d'une efficacité réelle : aussi est-elle entrée dans la pratique courante. M. Lejars la recommande spécialement dans son *Traité de Chirurgie d'urgence*, lorsque les hémostatiques habituels ont échoué.

En injections sous-cutanées, le sérum gélatiné a donné des résultats plus discutés : on avait cru, un moment, pouvoir, grâce à cette médication, oblitérer par la formation d'un caillot, le sac des anévrysmes, Lancereaux et Paulesco se basant sur des expériences de laboratoire, et sur leurs observations cliniques, s'étaient faits les défenseurs de cette méthode ; mais les résultats obtenus par d'autres expérimentateurs, ne semblent pas avoir réalisé les espérances de Lancereaux, et à l'heure actuelle cette méthode, sans être complètement abandonnée, réclame encore de nouvelles études.

Les résultats sont complètement différents, quand

on emploie le sérum gélatiné, en injections sous-cutanées, contre les hémorrhagies internes : dans ces cas il a toujours paru donner des succès entre les mains des auteurs qui l'ont essayé, notamment dans les cas d'hémorrhagies profuses et rebelles aux hémostatiques habituels. Devant ces excellents résultats, il nous a paru intéressant d'étudier à notre tour, la gélatine, à ce point de vue spécial ; et nous avons pu juger ainsi par nos observations personnelles, de sa réelle efficacité.

Disons tout de suite qu'il faut rejeter les injections intra-veineuses de gélatine, procédé éminemment dangereux, qui peut amener des coagulations massives, et qui ne sera jamais qu'un procédé de laboratoire.

C'est en injections sous-cutanées que la gélatine doit être employée.

Elle nous paraît indiquée d'une façon générale *dans tous les cas d'hémorrhagies internes* (hémorrhagies bronchiques, hémoptysies, gastrorrhagies, hémorrhagies intestinales, métrorrhagies, etc...) *lorsque les agents hémostatiques ordinairement employés n'ont donné aucun résultat.* Cependant son emploi réclame quelque prudence : tout d'abord injecté en grande quantité (400, 500 cm^3), le sérum gélatiné obéit aux mêmes *contre-indications* générales, que le sérum physiologique artificiel, à savoir :

1° L'hypertension vasculaire ;

2° Les cardiopathies valvulaires, la symphyse cardiaque, les myocardites chroniques, la tachycardie paroxystique, l'urémie à forme cardiaque ;

3° L'œdème (surtout celui du poumon), les hydropisies en général;

4° L'âge avancé du sujet : car alors ses reins et son cœur fonctionnent mal ;

5° Chez les enfants il faut être très prudent dans l'emploi des injections sous-cutanées de sérum gélatiné.

En résumé : *l'intégrité du cœur et des reins sont une condition primordiale de ces injections en grande quantité.*

Mais quelle que soit la quantité injectée, *il nous paraît indispensable que le sujet garde le repos au lit*, pendant les quelques jours qui suivent l'injection ; le grand reproche, en effet, adressé à cette méthode, est le danger résultant de l'hypercoagulabilité générale obtenue ainsi, laquelle peut être mise en jeu, en divers points de l'économie si une amorce lui est offerte par quelque lésion vasculaire (Carnot).

Or ce qu'on redoute ici, ce n'est pas le caillot, puisqu'au contraire c'est sa formation qu'on recherche, mais la migration de ce caillot ; comme dans le traitement des phlébites oblitérantes, c'est par le repos complet au lit qu'on évitera cette grave complication. Tous les auteurs conseillent en même temps *la diète alimentaire avec restriction des boissons.*

Quant aux trois cas de mort rapportés : l'un par Unverricht, le second par Barth, le troisième par Boinet, ils sont survenus chez des sujets porteurs d'anévrysmes, par conséquent très exposés à la mort subite ; jamais pareil accident n'est survenu dans les cas où le sérum gélatiné a été employé contre des hémorrhagies internes et chez des sujets que l'on avait soin de placer dans les conditions indispensables pour rendre inoffensif l'emploi de la gélatine.

On a vu d'ailleurs plus haut que ces trois cas n'ont pas été acceptés sans discussion.

Stadelmann pour le premier, et Lancereaux pour les deux autres, ont émis des doutes très sérieux sur les causes de la mort dans ces cas: Le fait de ces injections de gélatine suivies d'une issue fatale leur a paru être plutôt une simple coïncidence qu'un rapport de cause à effet.

MODE DE PRÉPARATION ET TECHNIQUE DES INJECTIONS

La solution de sérum gélatiné à 5 pour 100 est ainsi composée :

Chlorure de sodium chimiquement pur.	7 gr. 50
Gélatine blanche (purifiée)	50 grammes
Eau distillée........................	1000 grammes

On fait dissoudre le chlorure de sodium dans l'eau distillée, on place ensuite la solution chlorurée au bain-marie en y ajoutant la gélatine (1). Quand celle-ci est fondue complètement, on filtre à chaud dans un ballon à fond plat.

Le ballon est bouché avec du coton hydrophile et

(1) Il nous faut signaler ici l'action des solutions salines sur la gélatine. La « gélification » se perd ou diminue quand la gélatine est mise en présence d'une solution saline. La gélatine se transforme en gélatose d'où le nom de digestion saline donné par analogie et comparaison avec l'action du suc gastrique sur la gélatine. Si la solution est faible, 1 %. il y a simplement retard dans la gélification et diminution de consistance de la gelée. Si la solution saline est forte, 10 %. il y a perte de la gélification et liquéfaction définitive.

porté à l'autoclave pour être stérilisé. Mais au lieu de stériliser à 115° sous pression, ce qui a l'inconvénient de modifier la gélification de certaines gélatines, *il est préférable de stériliser par deux passages successifs à 100°*.

On peut ainsi préparer à la fois plusieurs ballons de volume divers, suivant les quantités de sérum que l'on désire injecter : 200, 300, 500 centimètres cubes, etc.

II. Pour injecter la solution gélatinée sous la peau, on se sert d'un matras de 500 cmc. en verre de Bohème qu'on stérilise préalablement par un passage à l'étuve à 120° ou plus simplement en y faisant bouillir de l'eau pendant un quart d'heure.

Au matras s'adapte un bouchon en caoutchouc traversé de deux tubes de verre. L'un d'eux plonge jusqu'au fond du matras, et se trouve relié par un tube de caoutchouc avec une aiguille en platine iridié de fort calibre ; l'autre très court est relié par un tube de caoutchouc avec une poire à soufflerie ou une pompe foulante, comme celle de l'appareil Potain.

Sur le trajet de ce dernier tube se trouve un petit ballon rempli de ouate, et destiné à purifier, à filtrer l'air qui va comprimer le liquide.

Quand le matras et les diverses pièces de l'appareil sont stérilisés, on y verse le contenu du ballon de gélatine, que l'on a *liquéfié au préalable dans un bain-marie à 37° et l'on place le matras une fois rempli dans le même bain-marie*. C'est là un détail essentiel de ces injections. Il ne reste plus alors, après désinfection de la peau, qu'à y enfoncer l'aiguille en la faisant pénétrer dans le tissu cellulaire sous-cutané. C'est ici surtout qu'il faut introduire l'aiguille d'abord seule et attendre quelques secondes, afin de voir s'il ne s'écoule pas de sang ; car, comme nous l'avons dit, rien ne serait plus dangereux qu'une telle injection poussée dans une veine ou une artère.

Une injection de 500 cmc. peut être terminée en un quart d'heure.

Les lieux d'élection de ces injections, sont les mêmes que pour les injections de sérum artificiel, c'est-à-dire ceux ou le tissu cellulaire est lâche et abondant : la fesse, le dos, les parties antérieures du thorax, les flancs, les parties externes des avant-bras, des bras et des cuisses.

Le plus communément la partie supérieure et externe des cuisses est le point choisi pour ces sortes d'injections.

Après l'injection il y a toujours *un peu de tension des téguments et de rougeur qui disparaissent en 24 ou 48 heures.* Si l'on a pris toutes les précautions habituelles de l'asepsie, on ne doit avoir ni abcès, ni suppurations. On peut simplifier le procédé opératoire indiqué plus haut, en adaptant directement l'appareil à pression d'air sur le ballon qui renferme la solution stérilisée de gélatine : on évite ainsi le transvasement dans un second ballon ou matras. La seule précaution à prendre est toujours la même ; faire l'injection à 37°. C'est la raison qui empêche de se servir d'un simple bock de verre réuni à une aiguille par un tube en caoutchouc, comme on le fait couramment pour les injections de sérum artificiel.

Dans les cas où l'on n'injecterait qu'une quantité minime de sérum, 50, 60 cmc. par exemple, on pourrait utiliser la seringue de Debove.

C'est la solution à 5 0/0 que nous avons utilisée dans nos cas personnels ; il n'y aurait pas d'inconvénient à abaisser le titre des solutions à 2 ou 3 0/0.

De même la quantité injectée qui a toujours été de 500 cmc. en une seule fois pourrait être réduite à 100, 200 cmc. quitte à renouveler les injections plusieurs jours de suite.

Cependant *dans les cas de grandes hémorrhagies*, où l'on doit intervenir rapidement, *nous donnerions la préférence aux solutions concentrées* (4 à 5 0/0) *injectées en assez grande quantité* (300 à 500 cmc.). De cette façon on ferait en même temps bénéficier le malade des avantages du sérum artificiel ordinaire, dont les propriétés reconstituantes et hémostatiques sont aujourd'hui bien connues.

Quelle que soit la quantité injectée, *il est important de soumettre le malade au repos absolu et à un régime spécial* : il faut exclure les aliments pouvant fournir des toxines capables d'augmenter la tension artérielle (viandes noires et fumées, poissons de mer, gibier, alcool, vin, café, thé, etc...).

Le lait sera la base de l'alimentation, on tolèrera les œufs, les légumes verts, les viandes blanches...

OBSERVATIONS

Les observations personnelles rapportées ci-après, et que nous avons pu recueillir dans le service de M. le docteur Muselier à l'Hôtel-Dieu, grâce à M. Bosc, interne du service, ont trait à des hématémèses et des hémoptysies :

Dans ces quatre cas : le traitement par le sérum gélatiné, n'a été essayé qu'après l'échec des moyens habituellement employés dans le traitement de ces hémorrhagies : glace, ergotine, perchlorure de fer, morphine, etc...

Tout malade entrant à l'hôpital avec des hématémèses ou des hémoptysies abondantes était d'abord soumis à ces différents traitements, et si avec l'un d'eux une amélioration relative et une simple diminution de l'hémorrhagie étaient constatées, on continuait le traitement classique.

Ce n'est que dans les cas, où l'hémorrhagie se renouvelait, abondante et rebelle, et pouvant devenir rapidement un danger pour la vie du malade, que l'on pratiquait une injection de sérum gélatiné.

Or dans les quatre cas où l'injection fut pratiquée le résultat fut remarquable par la rapidité de l'action hémostatique :

Tout écoulement sanguin s'arrêtait du jour où l'injection était faite; sauf pour l'observation IV, où des causes nouvelles, signalées dans cette observation, amenèrent une nouvelle hémoptysie trois heures après l'injections.

L'action de ces injections sur la température du malade fut difficile à constater dans les deux premières observations d'hémoptysies : ces deux tuberculeux avaient en effet de la fièvre, au moment où l'injection fut pratiquée. En tout cas il n'y eut *aucune modification appréciable dans leur courbe thermique.*

Chez la première malade qui était apyrétique on ne constata *aucune élévation de température;* il en fut de même pour le malade de la quatrième observation (hémoptysies).

Dans les quatre cas il n'y eut non plus *aucun de ces phénomènes généraux* (frissons, insomnie) *que l'on a signalés après ces injections ;* la douleur locale à la piqûre ne dépassa pas celle des injections de sérum artificiel ordinaire.

La cinquième observation due à l'obligeance de M. le professeur Colleville, de Reims, est peut-être moins probante que les précédentes, cependant il faut constater que les hémorrhagies intestinales n'ont pas reparu et que l'injection elle-même n'a été cause d'aucun phénomène général ou local chez un sujet cependant très déprimé.

Observation I (personnelle)

Hématémèses

Anna M..., 38 ans, ménagère, entre le 16 mai 1901 à la salle Sainte-Marie, Hôtel-Dieu, service de M. le docteur Muselier pour des vomissements du sang : elle raconte que depuis 3 jours elle rend du sang par la bouche en plus ou moins grande quantité, le premier et le deuxième jour la valeur d'un verre ordinaire, le troisième jour c'est-à-dire le matin même de son entrée à l'hôpital, elle a rempli une cuvette en moins d'une demi-heure, ce qui la décide à entrer à l'Hôtel-Dieu.

A son entrée, cette femme est exsangue, la face pâle, les lèvres décolorées, les extrémités froides : elle ne parle qu'avec peine. Le pouls est petit et à 98 pulsations par minute : il y a un souffle systolique à la pointe du cœur.

Rien à l'auscultation des poumons.

Mais la palpation de la région épigastrique réveille une douleur extrêmement vive : la malade accuse d'ailleurs à cet endroit une sensation de chaleur continuelle.

Dans la journée on donne une potion d'ergotine (3 grammes), des fragments de glace à sucer, on essaye une alimentation glacée avec du lait. Une injection de 500 cm³ de sérum de Hayem est pratiquée : vessie de glace en permanence au creux de l'estomac, repos absolu dans le décubitus dorsal.

Malgré cette médication, le lendemain matin, à 8 heures, la malade est prise subitement d'un nouveau vomissement hémorrhagique, en quelques instants elle rend un litre de sang environ : c'est un sang rouge et liquide avec quelques rares caillots.

On pratique alors une injection de 500 cm³ de sérum gélatiné à 5 pour 100. *Il n'y eut d'élévation de température*, ni le lendemain, ni les jours suivants, *pas de rougeur au niveau de la piqûre.*

A partir de ce moment *toute hématémèse a disparu*. Cette

femme raconte alors que depuis huit ans, elle souffre de l'estomac, douleurs au creux épigastrique avec point dorsal, exagérées au moment des repas, et calmées en grande partie par les alcalins : soumise au régime lacté mixte depuis longtemps, elle n'avait jamais eu d'hématémèse. On porte le diagnostic d'ulcération stomacale, plutôt sous forme de gastrite ulcéreuse que d'ulcère rond : pas la moindre tumeur à la palpation.

La malade se remet peu à peu : au régime lacté absolu d'abord, puis mixte ; elle finit par manger un peu de viande. Le souffle systolique de la pointe a disparu ; elle quitte l'hôpital le 24 août très améliorée.

Observation II (personnelle)

Hémoptysies.

Jean D... 27 ans, garçon d'office, entre le 8 avril 1901 à l'Hôtel-Dieu salle Saint-Louis (service de M. le docteur Muselier).

Il est à Paris depuis 7 ans, et a commencé à maigrir et à tousser depuis deux ans.

A son entrée à l'hôpital, on constate les symptômes d'une tuberculose pulmonaire avancée (3e degré), avec caverne au sommet du poumon droit et gargouillements à la partie moyenne. Du côté gauche gargouillement et souffle au sommet et craquements humides dans tout le reste du poumon : Le malade est très amaigri, il a des sueurs nocturnes et expectore des crachats nummulaires. Fièvre hectique, 39° à 39° 5 le soir. Il raconte qu'il a craché du sang déjà plusieurs fois mais en très petite quantité.

Le 12 août 1901, il commence à cracher le sang et dans l'espace d'un quart d'heure, il remplit deux crachoirs, puis la moitié d'une cuvette : on fait des injections sous cutanées d'ergotine : glace en permanence sur la poitrine, alimentation glacée, etc...

Le lendemain nouvelle hémoptysie brusque et très abondante.

Injection de sérum gélatiné à 5 0/0 ; 500 cm [3]. A partir de ce moment, *arrêt absolu de l'hémoptysie* ; il y eut seulement encore quelques crachats rouillés, pendant deux jours.

Le malade est mort un mois après des suites de ses lésions pulmonaires, sans avoir présenté de nouvelles hémoptysies.

Observation III (Personnelle)

Hémoptysies.

Léon R..., 39 ans, garçon livreur, entre le 31 août 1901, à l'Hôtel-Dieu, salle Saint-Louis (service de M. le docteur Musselier). Malade depuis un an, il a toujours continué à travailler, sauf dans le dernier mois : il crachait et toussait beaucoup. Il avait eu des crachats rouillés et sanguinolents à diverses reprises, lorsque la veille de son entrée à l'hôpital, il fut pris d'hémoptysie très abondante : aussi à son arrivée commence-t-on à lui appliquer le traitement habituel ; ergotine, glace, etc...

C'est un homme d'apparence encore vigoureuse : mais à l'auscultation, on constate les signes d'une tuberculose aiguë à forme broncho-pneumonique : il y a deux foyers avec râles sous crépitants et souffle à chaque sommet et un autre à la base du poumon droit. Dyspnée intense. Le pouls est accéléré (110 puls. par minute), la température élevée (39 degrés).

Le lendemain de son entrée à l'hôpital, nouvelle et abondante hémoptysie : injection de 500 centimètres cubes de sérum gélatiné à 5 0/0. *L'hémoptysie ne se reproduit pas.*

Mais le malade resta très dyspnéique, avec une température élevée (39° à 39°5)

Il se forme à la base gauche un épanchement de moyenne abondance : on fait une ponction exploratrice qui ramène un liquide citrin (4 septembre).

L'examen du liquide au microscope y décèle un grand nombre de lymphocytes et de mononucléaires.

6 septembre. — Le malade est repris brusquement d'une nouvelle hémoptysie et il remplit environ les trois quarts d'une cuvette. Injection de sérum gélatiné à 5 0/0. *Depuis lors, il n'y eut ni hémoptysie, ni le moindre crachat rouillé.*

Le malade mourut le 10 octobre des suites de sa tuberculose pulmonaire.

Observation IV (Personnelle)

Hémoptysies

Antoine B..., 32 ans, garçon de café, entre le 11 octobre 1901 à l'Hôtel-Dieu, salle Saint-Louis, service de M. le docteur Musselier, pour des hémoptysies qui durent depuis huit jours.

Il a commencé à tousser et à perdre ses forces il y a deux mois, mais il n'avait jamais craché le sang, lorsque le 3 octobre il commença à avoir des crachats sanguinolents. Depuis ce jour jusqu'à celui de son entrée à l'hôpital, il a craché chaque jour le quart ou la moitié environ d'un crachoir : c'est un sang rouge et spumeux.

On constate les signes d'une tuberculose pulmonaire au premier degré seulement : en avant sous la clavicule droite expiration soufflante et prolongée, en arrière, râles sous-crépitants secs dans la fosse sus-épineuse gauche, respiration soufflante dans la fosse sus-épineuse droite, obscurité respiratoire dans le reste du poumon droit.

On fait une piqûre de morphine, glace à l'intérieur et vessie sur la poitrine. Dans la journée, nouvelle hémoptysie. Le lendemain, hémoptysie plus abondante : nouvelle injection de morphine.

L'hémoptysie s'arrête quatre jours.

Le 17 octobre nouvelle et abondante hémoptysie dans la

matinée ; à midi injection de 100 centimètres cubes de sérum gélatiné à 5 0/0 à la partie supérieure et externe de la cuisse.

Trois heures après, nouvelle hémoptysie, due vraisemblablement à ce que le malade, malgré toutes les recommandations, n'a cessé de parler et de s'asseoir sur son lit pendant les trois heures qui ont suivi l'injection.

Depuis lors les hémoptysies ne se sont pas renouvelées (25 novembre 1901).

Observation V (inédite)

(Due à l'obligeance de M. Laurent, interne du service)

Fièvre typhoïde. — Hémorrhagies intestinales.

Le nommé R..., âgé de 21 ans, menuisier, entre le 28 octobre 1901 à l'Hôtel-Dieu de Reims (service de M. le professeur Colleville), salle Saint-Thomas. Il est malade depuis le 18 octobre. A ce moment il a éprouvé un malaise général avec quelques frissons, les selles étaient diarrhéiques, sans fétidité. Après un séjour au lit de quelques jours sans amélioration appréciable, le malade se décide à entrer à l'hôpital.

A son entrée, la face est pâle, les conjonctives sont décolorées : il tousse un peu mais on ne trouve à l'auscultation, qu'une légère diminution de murmure vésiculaire en arrière et à gauche, au niveau de la fosse sus-épineuse.

Le malade accuse une céphalée intense. Pas d'appétit, la bouche est sèche et amère, la langue saburrale. On ne trouve sur le corps aucune éruption, pas de taches lenticulaires.

Pas de douleur dans la fosse iliaque droite.

Il n'a pas d'épistaxis. Température 40° 1 à l'entrée.

Le malade est très abattu. Le séro-diagnostic est négatif, on lui donne un purgatif léger et de l'eau vineuse. 3 selles dans la journée.

Du 28 au 31 octobre. — Même état de somnolence et d'abattement : 3 ou 4 selles diarrhéiques, rien de nouveau à l'auscultation : l'haleine est fétide, le malade dort peu, son sommeil est agité, il a des sueurs nocturnes. La température oscille autour de 39° 5.

Le 2 novembre. — Le malade délire pendant la nuit, il parlait de service militaire. Le matin à la visite on constate l'apparition de quelques taches lenticulaires. La température le matin à 39° monte le soir à 40° 2.

3 novembre. — Délire nocturne. Abattement : un lavement boriqué et un drap mouillé. Température soir 39° 8.

4 novembre. — Même état : deux lavements boriqués, un gargarisme boriqué et trois draps mouillés.

5 novembre. — Etat stationnaire, on est obligé de sonder le malade le soir pour le faire uriner : trois draps mouillés, trois lavements boriqués et un gargarisme boriqué.

6 novembre. — Nous sommes au vingtième jour de la maladie, trois selles de sang légères dans la journée : deux draps mouillés et une lotion, injection d'ergotine.

7 novembre. — Une selle de sang. Injection d'ergotine.

8 novembre. — Selle de sang. Nouvelle injection d'ergotine.

9 novembre. — Pas de selle de sang. Injection de 200 grammes de sérum de Hayem.

10 novembre. — 2 selles de sang. 150 grammes de sérum de Hayem.

11 novembre. — Une grande selle de sang : deux injections d'ergotine. Injection de 200 grammes de sérum artificiel.

12 novembre. — On fait au matin une injection de sérum gélatiné (60 grammes), à 5 pour 1000. Aucune réaction fébrile, aucune douleur, aucune rougeur au lieu de l'injection. Pas de sang dans les selles.

Les jours suivants les selles de sang n'ont pas reparu.

Le malade reçoit encore le 13 et le 14 deux injections

de sérum artificiel : les selles sont liquides, jaunâtres mais non fétides.

L'état général s'améliore sensiblement, bien que le malade soit encore très faible et que la température oscille encore entre 38 et 39° : Urines claires et abondantes.

On commence l'alimentation le 22 novembre, deux potages et lait, le malade se remet peu à peu. Après quelques oscillations la température est revenue à la normale depuis le 9 décembre. Ce malade est sorti pour la première fois le 30 décembre, il a quitté l'hôpital dans les premiers jours de janvier, complètement remis.

Observation VI (Davezac).

Journal de Médecine de Bordeaux. — N° du 1er janvier 1899.

Hémoptysies.

A. L..., 23 ans, tonnelier, entré à l'hôpital le 10 novembre 1898, salle XIX, lit n° 20 : Sorti le 17 novembre. Diagnostic : Tuberculose pulmonaire au premier et deuxième degrés : hémoptysies abondantes et incessantes depuis quatre jours.

Une potion à l'ergotine semble diminuer l'intensité de l'hémorrhagie, mais celle-ci persiste néanmoins.

M. Davezac prescrit alors une injection de sérum gélatinisé à 2 pour 100 qui est faite le 12 novembre après les précautions antiseptiques d'usage, l'aiguille d'une seringue de Roux est introduite dans le tégument à la partie antéro-externe et supérieure de la cuisse gauche. L'injection préalablement portée à la température du corps est poussée très doucement. Le malade n'accusa aucune douleur pendant l'opération.

Le lendemain 13 novembre, un peu de rougeur au niveau du siège de l'injection, pas de douleur.

Le 14, plus rien ne subsiste, l'hémoptysie n'a pas reparu, il faut dire cependant que la potion à l'ergotine était continuée.

que même M. Davezac avait prescrit de l'associer à une autre contenant un gramme de perchlorure de fer.

« Bien que nous ne puissions l'affirmer, nous sommes per- « suadés *que le bon résultat obtenu, relève pour une notable « part du sérum gélatinisé.* » (Davezac).

Observation VII (Davezac).

Même journal, même numéro.

B. — B..., 35 ans, manœuvre, entré le 11 octobre 1898, salle XIX, lit 22.

Diagnostic : Maladie bleue par communication interventriculaire primitive.

Le malade atteint de maladie bleue, se trouvait depuis un mois dans le service, lorsqu'il fut pris d'abondants crachements de sang. La première hémoptysie se produisit le mercredi 16 novembre dans la matinée.

L'ergotine, le perchlorure de fer. le ratanhia, successivement employés ne purent arrêter l'hémorrhagie, qui se reproduisit encore les 17, 19, et 20 novembre, avec des alternatives très diverses dans la quantité de sang rejeté. La faiblesse est très grande.

Le 21 novembre au matin M. Davezac prescrit de faire une injection de sérum gélatiné.

Avec les mêmes précautions que précédemment on injecte 10 cm³ de sérum gélatiné dans le tissu cellulaire sous cutané de la partie antéro-externe supérieure de la cuisse droite. Injection poussée lentement. le malade n'accuse aucune douleur.

Le lendemain l'empâtement est à peine visible : il est absolument indolent. Tous les médicaments ont été supprimés le matin même de l'injection.

Le 22 novembre au soir *l'hémoptysie ne s'est pas reproduite.*

Depuis elle ne s'est pas reproduite jusqu'au aujourd'hui (16 décembre). La présence de bacilles dans les crachats est venue révéler la nature de l'accident traité.

Conclusions. — 1° *Le malade a parfaitement supporté l'injection ; celle-ci n'est pas douloureuse*

2° *Le sérum gélatiné injecté une seule fois a agi favorablement sur l'hémoptysie.* (Davezac).

Observations VIII

Hémorrhagies bronchiques.

(Docteur Demange. *Revue médicale de l'Est*, 25 juillet 1901).
(L'observation est résumée dans le *Bulletin médical* du 7 septembre 1901).

« M. le docteur Demange a eu l'occasion de faire dans le ser-
« vice de M. le professeur Spillmann, des injections de géla-
« tine chez trois malades atteints de bronchectasies avec
« hémorrhagies profuses. »

Il a employé du sérum à 5 0/0 stérilisé, qu'il injectait après asepsie de la peau du flanc à l'aide de la seringue de Debove. Il faisait tous les deux jours une injection de 50 centimètres cubes.

Les résultats obtenus dans ces trois cas ont été très encourageants. *Les injections étaient fort bien supportées et n'ont jamais été suivies d'élévation de température.*

Observations IX (Résumée).

Hémoptysies.

(*Th.*, Montpellier, 1900, n° 44.)

Il s'agit d'un malade entré dans le service de M. le professeur Carrieu, le 14 décembre 1898, avec des signes de tuberculose pulmonaire relativement assez étendue, assez bon état général et pas de fièvre.

Les deux sommets sont indurés, l'infiltration est plus prononcée à droite. On lui donne de *l'arséniate de soude*. Le malade a eu, à diverses reprises, des hémoptysies plus ou moins abondantes.

Il a, du 14 au 20, de nouvelles hémoptysies, puis arrêt, puis reprise du 25 au 30, suivie d'un nouveau calme pendant quelques jours.

9 janvier. Nouvelle hémoptysie assez abondante et persistante.

13 janvier. On donne de la teinture d'Hamamelis virginica pendant 4 jours.

Le 18, on donne :

Ergot...........	0 gr. 20	pour 1 cachet.
Tannin..........	0 gr. 15	

L'hémorrhagie paraît s'atténuer mais ne s'arrête pas.

Le 23, on formule encore :

Chlorure de calcium.............	2 gr.
Sirop de tolu....................	30 gr.
Sirop d'écorce..................	
Eau de mélisse	60 gr.

Cette potion donne des nausées au malade. On la suspend et on la remplace par :

Ipéca concassé..................	2 gr.
Ecorce d'oranges amères.........	2 gr.
Infusion........................	100 gr.
Sirop diacode...................	20 gr.

Le malade prend la potion pendant 5 jours et la supporte bien.

Le 28, l'hémoptysie s'arrête pour reparaître le lendemain, nouveaux crachats à grosses plaques rouges.

30 janvier. Injection dans la fesse de 10 cent. cubes de sérum gélatiné à 2 %.

Cette *injection modifie peu la courbe thermique.*

	Température	Pouls
A 11 h. du matin, heure de l'injection.	37,2	74
1 heure du soir..................	37,2	
3 —	37,3	
6 —	37,6	98
8 —	37,4	
6 heures du matin..............	36,5	

L'injection, indolore après la piqûre, devient douloureuse à 5 heures du soir, pouls plein, tendu ; sensation de chaleur générale, un peu de céphalée. Le soir même, quelques crachats sanglants.

Le lendemain 31, à 2 heures du soir, nouvelle injection de 10 cent. cubes de la solution à 2 %.

Cette fois encore, légère élévation de température.

	Pouls	Température
2 heures soir.............	68	37
3 —	76	37,1
5 —	82	37,2
7 —	88	37,6
6 heures matin..........		37,4

Le soir même les crachats sanglants disparaissent pour ne plus reparaître. Il quitte l'hôpital huit jours après, sans avoir eu de nouvelles hémoptysies.

Observation X (Résumée).

(*Th.* Montpellier, 1890, n° 44.)

Métrorrhagies.

Augustine B..., domestique, 22 ans, entre le 14 décembre 1898 salle Bichat, n° 1 (service de M. le professeur Carrieu).

Il s'agit d'une jeune fille qui a les deux sommets légèrement atteints et sur qui on porte le diagnostic : anémie et bacillose au début.

Le 25 décembre. La malade a des règles très abondantes depuis trois jours.

Le 28 décembre. Cessation de la perte sanguine. Depuis que la malade est dans le service, elle n'a eu ni vomissements, ni diarrhée, ni douleur de ventre.

3 janvier 1899. L'hémorrhagie utérine a reparu, assez abondante ; on ordonne des injections très chaudes vaginales.

5 janvier. Arrêt de l'écoulement.

10 janvier. Nouvelle hémorrhagie, abondante ; probablement il s'agit d'une métrite hémorrhagique. On ordonne :

Teinture d'hydrastis canadensis	XL gouttes.
— hamamelis virg......	XL —
Julep........................	90 grains.

12 janvier. L'hémorrhagie persiste malgré la potion, les injections chaudes et le repos au lit. On pratique alors une injection sous-cutanée de sérum gélatiné (10 cc. à 20 %.

L'injection est légèrement douloureuse.

13 janvier. L'hémorrhagie est bien moins forte, mais persiste encore ; on fait une nouvelle injection de 10 cc. de la même solution.

15 janvier. *L'hémorrhagie a tout à fait cessé.* On supprime l'arséniate de soude et on donne :

Sous-carbonate de fer.............	0 gr. 10
Extrait de gentiane..............	0 gr. 05

Pour un paquet n° 2.

23 janvier. *L'hémorrhagie ne s'est pas renouvelée.* La malade reprend des forces, elle digère assez bien, ne vomit pas, tousse rarement.

« Au point de vue spécial qui nous occupe, on peut dire que

« *les métrorrhagies qui, chez cette femme, avaient résisté à* « *tous les traitements habituels mis en œuvre, ont cessé avec* « *deux injections de 10 cc. de sérum gélatiné 2 °/o.*

« Carrieu. »

Observations XI

(Grunow. Berlin, *Klin. Wochenschr.* 1901, n° 32, page 825). Compte-rendu résumé dans la *Gazette hebdomadaire de médecine et de chirurgie*, du 17 novembre 1901.

Il s'agit de 27 cas d'hémorrhagies diverses, pulmonaires, stomacales, intestinales, rénales et vésicales. *Traitées par des injections sous-cutanées de gélatine répétées un certain nombre de fois pour chaque cas, elles se sont toujours arrêtées.*

Cette méthode a donc donné d'excellents résultats à l'auteur allemand. (Voir page 18, le détail des observations de Grunow.)

CONCLUSIONS

Le sérum gélatiné en injections sous-cutanées, n'est pas un spécifique des hémorrhagies ; mais il peut être considéré comme un excellent agent d'hémostase, particulièrement dans les cas rebelles aux hémostatiques habituellement employés.

La préparation et son mode d'emploi sont aussi simples que ceux du sérum physiologique ordinaire, aussi mérite-t-il au même titre que ce dernier d'entrer dans la pratique courante.

Il ne peut être utilisé de parti pris chez tous les sujets : son emploi, pour être inoffensif, est soumis à un certain nombre d'indications et de contre-indications, qui, exactement observées, en assurent à la fois le succès et l'innocuité.

Employé dans le traitement des hémorrhagies internes, particulièrement dans le traitement des hémoptysies et des hématémèses, le sérum gélatiné, en injections sous-cutanées, a toujours donné des résultats décisifs, là où les autres méthodes d'hémostase avaient échoué.

BIBLIOGRAPHIE

ARCANGELI. — Injections sous-cutanées de gélatine dans le purpura hémorrhagique. *Semaine médicale*, 1899, page 112.

BERNARD R. — Injections sous-cutanées de sérum gélatiné dans les pleurésies hémorrhagiques. *Semaine médicale*, 1901, n° du 16 octobre.

BERTINO. — La gélatine comme hémostatique en obstétrique et en gynécologie. *Annali de obstetricia e gynécologia*, 1899.

BOURGART. — Injections intra-utérines de sérum gélatiné dans le traitement des métrorrhargies. *Semaine médicale*. 1900, page 190.

BOY-TESSIER. — Injections sous-cutanées de sérum gélatiné dans la variole hémorrhagique. *Presse médicale*, 1899, n° du 16 décembre.

CAPITAN. — De l'emploi de la gélatine comme hémostatique. *Gazette des hôpitaux*, 1900, page 774.

CARNOT P. — Propriétés hémostatiques de la gélatine. *Société de biologie*, 17 juillet 1896.

— Hémostase par la gélatine. *Presse médicale*, n° du 18 septembre 1897.

— Indications et contre-indications de l'hémostase par la gélatine. *Presse médicale*, n° du 16 novembre 1898.

DASTRE ET FLORESCO. — I. Action antagoniste des peptones et de la gélatine sur la coagulation du sang (*Société de biologie* du 23 février 1896.

II. Nouvelle contribution à l'étude de l'action coagulante de la gélatine sur le sang (*Société de biologie*, 28 mars 1896) (*Archives de physiologie*, avril 1896).

Deguy. — Emploi thérapeutique de la gélatine, *Journal de thérapeutique*, 1897, p. 742.

Dobrokhotov. — Recherches expérimentales sur l'emploi thérapeutique de la gélatine. *Presse médicale*. 1901, p. 204.

Davezac. — Injections hypodermiques de sérum gélatiné contre l'hémoptysie des tuberculeux. *Journal de médecine de Bordeaux*, n° du premier janvier 1899.

Demange. — Injections sous-cutanées de sérum gélatiné pour des hémorrhagies bronchiques, *Revue médicale de l'Est*, n° du 25 juillet 1901.

Frenkel, Stadelmann. Klemperer: Burghart. — Traitement des anévrysmes par la gélatine en injections sous-cutanées. *Société de médecine interne de Berlin*, 1er mai 1899.

Fraenkel. — Anévrysmes de l'aorte traités par les injections gélatinées. *Société de médecine interne de Berlin*, 19 février 1900.

Freudweiler. — Dangers des injections gélatinées chez des sujets atteints de néphrite. *Semaine médicale*, 1900, p. 238.

Gley. — Action de la gélatine sur la coagulation du sang. *Société de biologie*, 12 novembre 1898.

Grunow. — Sérum gélatiné dans le traitement des hémorrhagies internes. *Berlin. Klinisch Wochenschrift* (*loc. cit.*). *Gazette hebdomadaire de médecine et de chirurgie*, 17 novembre 1901.

Huchard. — Injections gélatineuses et régime alimentaire dans le traitement des anévrysmes. *Journal des Praticiens* 1898, p. 738.

Karchery. — Injections prophylactiques de gélatine avant les opérations. *Klinick therapeutische Wochenschrift*, 1899, n° 37.

Laborde. — Injections de gélatine dans le traitement des anévrysmes : Remarques d'ordre physiologique. *Académie de médecine*, séance du 31 octobre 1898.

Lancereaux et Paulesco. — Anévrysmes traités par les injections de sérum gélatiné. Du traitement des anévrysmes en général et des anévrysmes de l'aorte en particulier par les injections de sérum gélatiné. *Académie de médecine*, 22 juin 1897.

— Traitement des anévrysmes par la gélatine en injections sous-cutanées. *Académie de médecine*, séances du 11 octobre, du 8 et du 29 novembre 1898.

Lancereaux. — Traitement des anévrysmes par le sérum gélatiné. *Académie de médecine*, séance du 5 juin 1900.

Lejars. — *Traité de chirurgie d'urgence.*

Lyon (G.). — *Traité de thérapeutique clinique.*

Manquat (A.). — *Traité de thérapeutique.*

Pensuti. — Gélatine en injections sous-cutanées dans les infections hémorrhagiques fébriles et contre la dysenterie. *Semaine médicale*. 1900, p. 94.

Siredey (A.). — Traitement des hémorrhagies par les applications locales de sérum gélatiné. *Société médicale des hôpitaux*, 11 février 1898.

IMPRIMERIE F. DEVERDUN, BUZANÇAIS (INDRE).

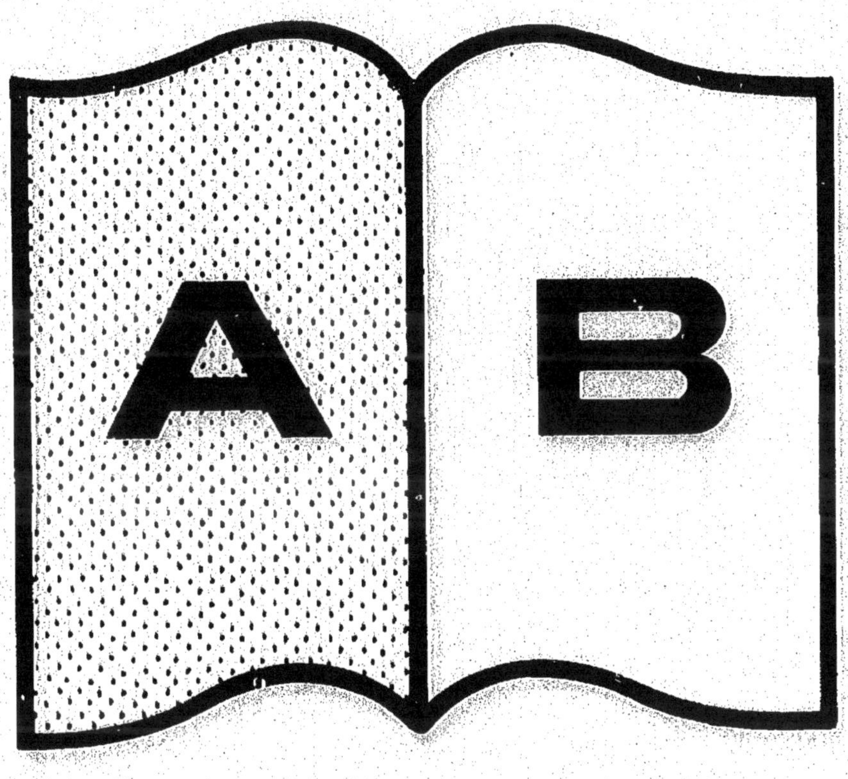
A
B

www.ingramcontent.com/pod-product-compliance
Ingram Content Group UK Ltd.
Pitfield, Milton Keynes, MK11 3LW, UK
UKHW021129230726
13926UKWH00002B/694